UN CAS

D'HÉMATOCÈLE

SOUS-PÉRITONIO-PELVIENNE

CHEZ UNE JEUNE FILLE DE DIX-SEPT ANS

PAR

LE DOCTEUR LOUIS BLEYNIE

Professeur à l'École de Médecine
Chirurgien de l'Hôpital général
Vice-Président de la Société de Médecine et de Pharmacie de la Haute-Vienne

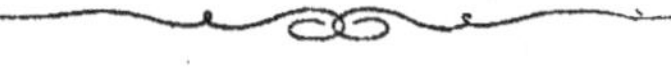

LIMOGES

IMPRIMERIE-LIBRAIRIE Vᵉ H. DUCOURTIEUX
7, RUE DES ARÈNES, 7

—

1880

UN CAS

D'HÉMATOCÈLE SOUS-PÉRITONIO-PELVIENNE

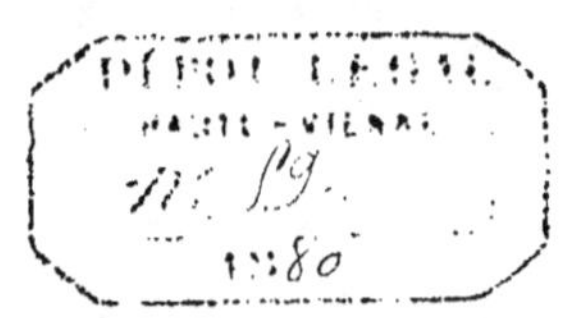

UN CAS

D'HÉMATOCÈLE

SOUS-PÉRITONIO-PELVIENNE

CHEZ UNE JEUNE FILLE DE DIX-SEPT ANS

PAR

LE DOCTEUR LOUIS BLEYNIE

Professeur à l'École de Médecine
Chirurgien de l'Hôpital général
Vice-Président de la Société de Médecine et de Pharmacie de la Haute-Vienne

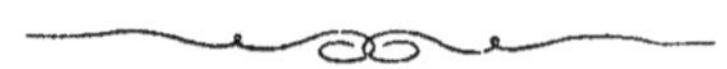

LIMOGES

IMPRIMERIE Vᵉ H. DUCOURTIEUX, LIBRAIRE-ÉDITEUR

7, RUE DES ARÈNES, 7

1880

UN CAS

D'HÉMATOCÈLE SOUS-PÉRITONIO-PELVIENNE

CHEZ UNE JEUNE FILLE DE DIX-SEPT ANS

L'hématocèle sous-péritonio-pelvienne est une maladie encore assez peu connue ; les cas en sont rares, et bien des praticiens parcourent toute leur carrière sans en rencontrer un seul exemple, quelques rares auteurs en nient même l'existence ; mais les caractères de cette affection sont tellement tranchés qu'il est bien difficile de la méconnaître quand, par hasard, on en rencontre un cas dans sa pratique.

Si l'existence de l'hématocèle sous-péritonio-pelvienne est admise par la grande majorité des praticiens, lorsqu'il s'agit de déterminer la cause et la source de l'hémorrhagie, l'entente est beaucoup moins grande.

On admet assez généralement que cette variété d'hématocèle peut se produire dans trois circonstances différentes :

1° Pendant la grossesse utérine ;

2° Pendant une grossesse extra-utérine, variétés tubaire et sous-péritonio-pelvienne ;

3° En dehors de tout état de grossesse.

Cette dernière variété, la plus rare et sans contredit la moins grave, est admise depuis peu de temps. Son existence a été surtout établie par l'intéressante observation de M. Gallard, et encore le cas n'était pas pour ainsi dire classique ; dans celui que j'ai eu à observer les caractères étaient beaucoup plus tranchés.

La cause déterminante la plus commune pour cette dernière variété réside dans un violent effort fait pendant la période menstruelle ; c'est ce qui a eu lieu chez la malade dont je vais rapporter l'observation.

Quand au traitement, je ne saurais partager l'avis de M. Bernutz qui repousse la ponction d'une façon à peu près systématique, sans pour cela invoquer une seule bonne raison ; car si elle ne procure pas la guérison, elle soulage considérablement les malades ; et on verra que, dans l'observation qui suit, la malade a été soulagée instantanément par cette petite opération ; la ponction faite à temps peut aussi prévenir la rupture de la poche et éviter ainsi une péritonite rapidement mortelle.

Mais je pense que le traitement chirurgical, à moins de suppuration évidente, doit s'arrêter-là ; les injections détersives après les ponctions sont dangereuses comme le prouve bien le cas de Roux, dans lequel une injection d'eau a entraîné la mort par rupture de la poche. L'incision peut avoir des inconvénients non moins grands ; le premier c'est de faire pénétrer l'air dans la poche sanguine, le second, de laisser une porte trop grande ouverte à l'hémorrhagie, si par hasard, comme dans mon cas, on avait affaire à une hématocèle à répétition, car je ne saurais admettre que les poussées successives qu'a eues ma malade, surtout l'une d'elles, n'aient été que le résultat de la congestion des parties voisines à l'époque des règles ; il y a eu, très évidemment, environ cinq mois après la production de l'hématocèle, une nouvelle hémorrhagie dans la poche.

Nélaton pratiquait la ponction avec un gros trocart. Nonat reprochait à ce procédé de laisser entrer l'air dans la poche sans permettre un libre cours aux produits de l'inflammation et d'exposer ainsi les malades à tous les dangers de l'infection putride.

Ce dernier praticien préférait faire une large incision par le vagin qui permettait d'extraire les caillots et de faire des injections détersives ; mais ce procédé ne me paraît pas devoir être toujours sans inconvénients.

Dans ces procédés d'évacuation par le vagin, on a voulu imiter la nature ; car l'hématocèle peut s'ouvrir spontanément, soit dans le péritoine, soit dans le rectum, soit dans le vagin ; comme de ces trois terminaisons, la dernière est la plus heureuse, il était naturel de choisir pour l'ouverture artificielle la voie du vagin.

Mais il est un autre mode de guérison de l'hématocèle, qui est, sans contredit, le plus avantageux ; c'est la résorption du sang épanché et le retrait graduel de la poche : or, pourquoi ne chercherait-on pas à obtenir cette terminaison par résolution, tout en évitant des douleurs atroces à la malade et en empêchant la terminaison la plus funeste de toutes, c'est-à-dire l'ouverture de la cavité péritoniale.

La ponction aspiratrice avec un trocart pas trop gros remplit parfaitement cette indication ; si, en effet, la consistance du sang renfermé dans la poche n'en permet pas l'évacuation complète, elle permet néanmoins d'en retirer assez pour faire cesser les douleurs et prévenir la rupture.

On n'a pas à craindre la pénétration de l'air, et l'on aura très peu à craindre la suppuration ; si elle se produisait, il serait toujours temps d'en venir à l'incision.

Dans le cas que je présente à la Société, quelle était la source de l'hémorrhagie ; résultait-elle, comme le veut Richet, de la rupture d'une varice du plexus utéro-ovarien ou de toute autre cause ? je ne puis faire que des suppositions à cet égard ; cependant ce que je puis affirmer, d'après l'examen attentif des symptômes, c'est qu'elle était indépendante de toute grossesse extra-utérine.

Dans son *Traité des maladies de l'utérus*, Nonat dit qu'on n'a jamais vu l'hématocèle sous-péritoniale avant l'âge de vingt ans ; à ce titre, l'observation que je vais présenter serait une curiosité, puisque ma malade n'avait que dix-sept ans.

OBSERVATIONS.

L***, lingère, âgée de dix-sept ans, entre à l'hôpital le 19 avril 1878. Cette jeune fille a joui, jusqu'au début de sa maladie, d'une bonne santé ; elle est très brune, grande, mince, plutôt maigre que grasse, les chairs sont fermes ; elle ne présente pas les attributs du tempérament sanguin, mais bien plutôt ceux du tempérament nerveux.

Cette malade a été réglée, pour la première fois, le 1ᵉʳ septembre 1877, mais elle avait eu, pendant un an, et tous les mois, les symptômes de la menstruation sans flux sanguin. Ses règles paraissent pour la seconde fois le 1ᵉʳ octobre, mais cette fois elle ne perd que quelques gouttes de sang. Elles manquent les 1ᵉʳ novembre, et la maladie débute brusquement le 6. Si l'on veut en chercher la cause occasionnelle, on la trouvera peut-être dans un violent effort. Cette jeune fille est extrêmement active et travaille beaucoup. La veille ou l'avant-veille du début de sa maladie (elle ne peut préciser), elle a porté un sac de châtaignes pendant l'espace d'environ deux kilomètres. S'étant assise pour se reposer, et voyant venir sa mère, elle a remis précipitamment le sac sur son épaule.

Les douleurs se sont manifestées brusquement le 6, à sept heures du soir, et dès le début elles ont été constituées par des épreintes rectales excessivement douloureuses et par quelques douleurs à l'hypogastre, sans fièvre. Il y a eu quelques vomissements bilieux, pas de météorisme, pas de douleur abdominale.

Depuis cette époque jusqu'au moment du premier examen qui a eu lieu au commencement de mars, les douleurs ont persisté presque sans interruption. Pendant les trois premiers mois, elles se sont suspendues pendant six jours chaque mois. Depuis le commencement de février elles sont continuelles, ne font qu'augmenter et sont devenues intolérables.

Lorsque je la vois pour la première fois, les épreintes sont si fortes et si douloureuses que la marche est devenue impossible ; elle ne peut pas prendre un instant de repos.

En pratiquant le toucher vaginal, on constate qu'il existe une tumeur volumineuse ayant la forme d'un demi-fuseau tronqué, à base supérieure, se perdant dans la cavité abdominale, à pointe inférieure arrivant à trois centimètres de la fourchette.

Cette tumeur est située sur le côté droit du vagin ; elle arrive jusqu'à la ligne médiane postérieure et ne dépasse pas, sur le côté, le plan transversal ; l'utérus est repoussé en haut et à gauche, et difficilement accessible.

Le toucher rectal montre que la tumeur proémine considérablement de ce côté où elle semble plus volumineuse que dans le vagin ; des deux côtés elle donne la sensation d'un kyste très fortement distendu par du liquide et ne donne qu'une très vague sensation de fluctuation par l'exploration simultanée du rectum et du vagin.

Par le palper abdominal, on sent dans la fosse iliaque droite, très douloureuse à la pression, une tumeur à contours vagues qui vient se terminer en pointe effilée vers le tiers externe du ligament de Fallope. Cette tumeur est manifestement située dans la cavité abdominale.

Cette malade n'habitant pas Limoges, je lui conseille d'y séjourner quelques jours pour pouvoir mieux l'observer.

Je la suis attentivement pendant huit jours : les douleurs ne font qu'augmenter ; elle ne peut pas aller à la garde-robe et ne peut dormir un peu que sous l'action du chloral.

Je n'ai pas fait l'examen au spéculum à cause de l'étroitesse des parties qui permettait à peine l'introduction de l'index, laquelle ne se faisait pas sans causer de vives douleurs à la malade ; j'avais sans cela assez d'éléments pour établir le diagnostic.

Le début brusque de la maladie, au moment d'une époque menstruelle, les vomissements, l'absence de mouvement fébrile au début, l'intensité des douleurs, et la formation d'une tumeur dans le petit bassin indiquaient assez la nature de la maladie.

Quel en était le siége ?

La forme en fuseau à pointe inférieure, sa position sur la partie postéro-latérale du vagin ; la proximité de la vulve dans un point beaucoup plus bas que le cul-de-sac recto-utérin ; le refoulement de l'utérus en haut et à gauche ; la tumeur abdominale à contours vagues et se terminant en pointe vers les ligaments de Fallope, ne laissaient pas de doutes sur le diagnostic. C'était évidemment une hématocèle sous-péritonio-pelvienne.

Les douleurs atroces qu'éprouve la malade, et la certitude du diagnostic m'engagent à intervenir chirurgicalement.

Le 18 mars, assisté par mon père et mon frère, je pratique une ponction vaginale avec l'appareil de Potin ; pour subir cette petite opération, la malade qui est très pusillanime, demande à être endormie, ce que nous lui accordons d'autant plus volontiers que l'opération n'en sera que plus sûre et plus rapide.

Après l'anesthésie, nous constatons une fluctuation manifeste à la partie inférieure de la tumeur ; ce qui tient probablement au relâchement musculaire.

La ponction donne issue à un verre et demi d'un liquide lie de vin, très légèrement mélangée d'une teinte jaunâtre, à consistance sirupeuse au moment de sa sortie, et qui se prend immédiatement en masse dans le récipient.

Pendant les vingt-quatre heures qui suivent, il sort par l'ouverture du trocart, une assez grande quantité de liquide de même nature.

Immédiatement après la ponction, la malade a été soulagée et les épreintes ont cessé. Les quelques jours qui ont suivi l'opération, il y a eu un peu de fièvre tous les jours dans l'après-midi ; cette fièvre a été combattue par la quinine et le quinquina ; huit jours après l'opération, la malade a pu retourner chez elle dans un état satisfaisant.

Le 29 avril, quarante jours après la ponction, je revois cette malade que je fais entrer dans mon service d'hôpital pour pouvoir l'observer et tenter, s'il y a lieu, une opération plus radicale. Depuis la ponction, les épreintes qui étaient si insupportables n'ont pas reparu, la tumeur a repris un peu de volume, elle a la même forme et est manifestement fluctuante, la santé générale s'est notablement améliorée. Avant de rien tenter, j'ai voulu laisser passer la période menstruelle qui n'était pas éloignée ; le 9 mars, les règles qui n'ont manqué qu'une fois depuis le commencement de la maladie, commencent à se montrer.

Le 10, les règles se sont franchement établies pendant la nuit, depuis hier soir, à sept heures, la malade éprouve de violentes douleurs et les épreintes ont reparu comme avant la ponction.

Le 11, les douleurs n'ont pas cessé un instant depuis la veille au soir, malgré l'administration de 4 grammes de chloral ; les règles continuent à couler : par le toucher vaginal, on constate que la tumeur a considérablement augmenté de volume et est devenue extrêmement dure et tendue ; il s'est manifestement fait un nouvel épanchement dans la poche primitive. Il y a de fréquentes envies de vomir et quelques vomissements : chloral.

Le 12, la malade a passé une meilleure nuit grâce à des injections de morphine.

Le 13, les douleurs n'ont pas pu être calmées par les injections de morphine faites hier au soir ; elles sont intolérables. Craignant une rupture de la poche, je suis poussé à faire une nouvelle ponction, bien que les règles n'aient pas complètement cessé, comptant bien que la fluxion tirant sur sa fin, je n'aurais pas d'hémorrhagie, et espérant m'en rendre maître si elle se produisait par l'application d'une pince hémostatique sur la piqûre du trocart. La ponction qui est faite avec un trocart aspirateur donne issue à 120 grammes environ de sang à demi-coagulé, qui se prend immédiatement en masse, ce qui ne permet pas l'évacuation complète de la poche.

Lorsque la malade a été rapportée dans son lit, elle a eu un peu froid et un peu envie de vomir ; les douleurs ont cessé presqu'immédiatement après la ponction et elle a pu manger dans la journée, ce qu'elle n'avait pas fait depuis plusieurs jours. Pendant toute cette journée, il est sorti un peu de sang par la piqûre du trocart.

Le lendemain 14, le sang a cessé de couler, les douleurs recommencent, il y a de l'empâtement dans le côté droit du bassin.

Le 15, hier, à quatre heures du soir, elle a été prise d'un violent frisson ; depuis ce moment, les douleurs sont intolérables, surtout dans le côté droit de l'abdomen, tellement sensible à la pression, qu'il est impossible de l'explorer ; il y a un peu de météorisme, vomissements bilieux depuis ce matin, le facies exprime la souffrance, le pouls filiforme est à 132.

Prescription. — Immédiatement injection hypodermique de 4 centigrammes de clorhydrate de morphine, grands cataplasmes froids sur le ventre, renouvelés toutes les dix minutes, potion avec 40 grammes de sirop d'opium et dix gouttes d'alcoolature d'aconit à prendre par cuillerées à bouche chaque demi-heure, boissons froides, glace si les vomissements persistent.

Le 16, hier, les douleurs ont été calmées par l'injection de morphine, les douleurs spontanées ont considérablement diminuées, mais l'abdomen est toujours extrêmement sensible à la pression, le météorisme a disparu.

Le 17, la malade a eu hier un frisson très violent ; elle se plaint beaucoup moins, mais le ventre est plus développé et est toujours très douloureux à la pression, les vomissements ne se sont pas reproduits, bien qu'elle ait pris un peu de tapioca ; le pouls est à 130, douleur dans la cuisse droite. — Un gramme de sulfate de quinine.

Le 18, vomissements bilieux fréquents et abondants, sensation de brûlure à l'œsophage, pouls à 128, le frisson ne s'est pas renouvelé. On suspendra l'opium et l'aconit et on donnera pour boisson de l'eau au bi-carbonate de soude.

19. — Sous l'influence du bi-carbonate de soude, les vomissements ont cessé brusquement; ils reparaissent de nouveau le 20 au soir en même temps qu'il se produit une augmentation du mouvement fébrile; la quinine n'a pas été régulièrement administrée.

Le 22, il y a un mieux sensible; le pouls est à 92, mais faible; le ventre est beaucoup moins douloureux à la pression, et s'est un peu affaissé; la malade recommence à se plaindre de gêne dans les parties, occasionnée par la tumeur, ce qu'elle n'avait pas fait depuis le début de sa péritonite ou de son accès de péritonisme pour ceux qui regardent cette affection comme distincte de la péritonite, mais qui, pour nous, n'est que le premier degré de l'inflammation, c'est-à-dire l'hyperhémie de la séreuse; elle prend régulièrement un gramme de sulfate de quinine par jour.

Le 24, le mieux se maintient, le pouls est à 82; on diminue la dose de quinine.

Le 1er juin, la malade se plaint toujours de douleurs dans le côté droit de l'abdomen, il y a de la fièvre tous les soirs; par le toucher vaginal le doigt a peine à atteindre la tumeur qui a considérablement diminué de volume.

La malade sort, le 24 juin 1878, après avoir eu, vers le 4 juin, une nouvelle crise douloureuse avec fièvre et envie de vomir; je l'examine au moment de sa sortie et je trouve que la tumeur est revenue sur elle-même, qu'elle est bosselée et dure, à consistance presque ligneuse.

J'ai revu plusieurs fois cette malade depuis sa sortie de l'hôpital; pendant au moins six mois, à l'époque des règles qui n'ont jamais manqué, elle a eu des recrudescences de douleur avec un peu de fièvre et des nausées.

La dernière fois que je l'ai vue, c'était au mois de juin dernier, un an après sa sortie de l'hôpital, dix-neuf mois après le début de la maladie, elle ne souffrait plus et ne conservait qu'un peu de gêne dans le côté droit, ce qui ne l'empêchait pas de marcher et de vaquer à ses occupations; elle allait si bien que je l'ai rencontrée visitant l'Exposition régionale.

Limoges, imp. Vᵉ H. Ducourtieux, rue des Arènes, 7.

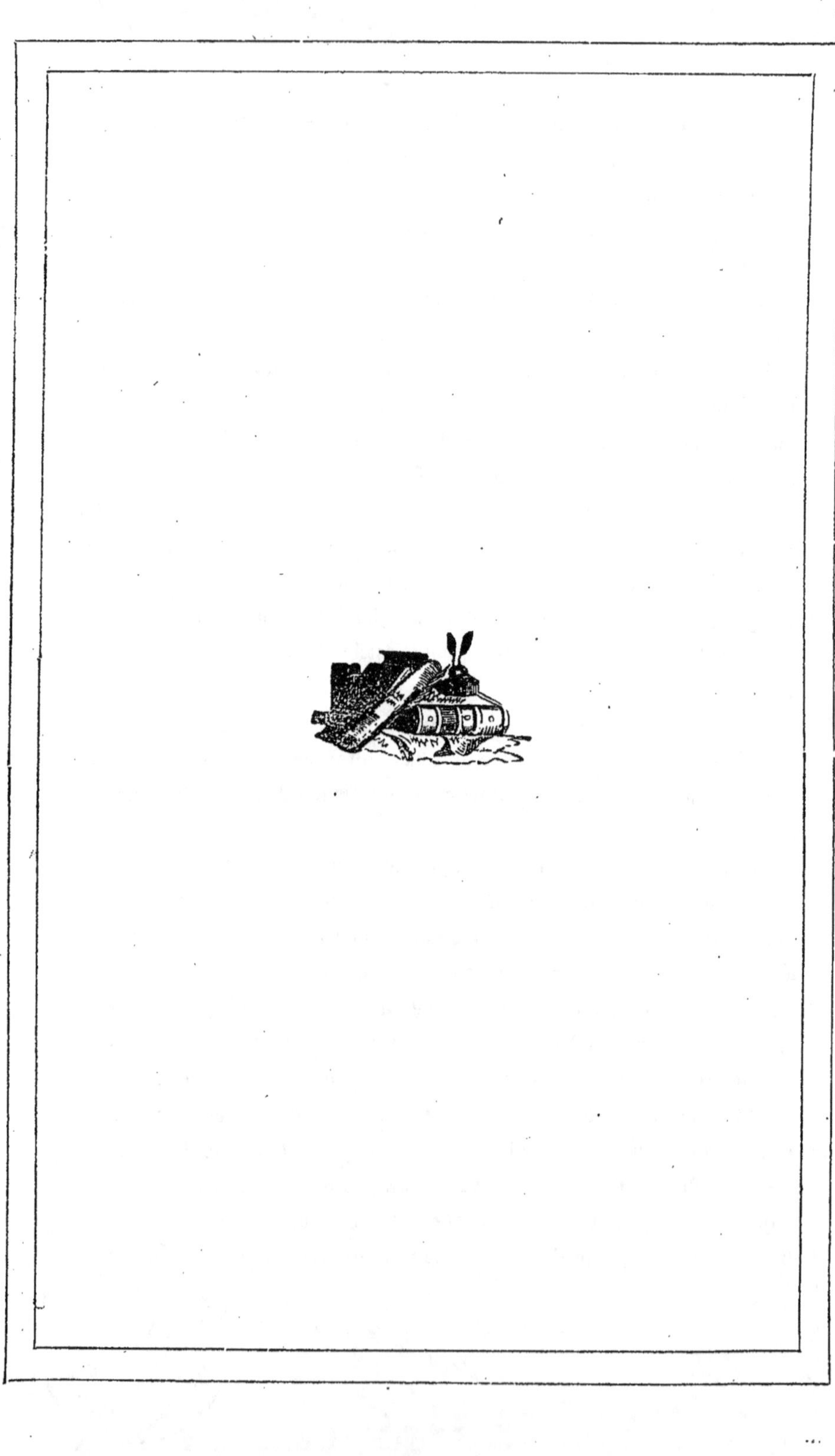